# MONOGRAPHIE

## DE LA DOUBLE DÉPRESSION

DESTINÉE

A DÉTRUIRE LA CATARACTE.

Paris. — Imprimerie de Ducessois, 55, quai des Grands-Augustins.

# MONOGRAPHIE
# DE LA DOUBLE DÉPRESSION

DESTINÉE

## A DÉTRUIRE LA CATARACTE,

MÉTHODE

INVENTÉE ET PRATIQUÉE EN 1838,

## Par J.-B. Quadri,

DANS LA CLINIQUE ROYALE DE NAPLES,

PRÉCÉDÉE

DU DISCOURS PRONONCÉ PAR L'AUTEUR A L'ACADÉMIE ROYALE DE MÉDECINE DE PARIS,
LE 27 DÉCEMBRE 1842.

AVEC UNE PLANCHE.



PARIS.

AU COMPTOIR DES IMPRIMEURS UNIS,
QUAI MALAQUAIS, 15.

1843

## A SA MAJESTÉ

# LE ROI DES FRANÇAIS

—————◦◦◦—————

Sire,

C'est une vérité dont personne ne peut douter, qu'en se rapprochant des hommes de génie, et d'un talent éminent, on gagne beaucoup, parce que l'on peut profiter de leur exemple et de leurs conseils. Voilà la pensée qui m'a déterminé à venir à Paris, car je désirais depuis longtemps me mettre en rapport avec les hommes savants dont la France s'honore, et dont les noms et les ouvrages sont bien connus parmi nous.

Dévoué, depuis le commencement de ma carrière, à l'étude des sciences physiques, je me suis adressé, dès mon arrivée dans cette capitale, aux chimistes, aux anatomistes, et aux médecins les plus renommés, car je ne pouvais douter que, dans mon intention de vouloir améliorer et de faire connaître mes dernières recherches concernant la pratique médicale ou les sciences accessoires, je ne dusse trouver ici des professeurs habiles, éclairés et disposés à m'aider de leurs lumières.

C'est une opinion généralement reçue, que tout homme dévoué aux sciences et à la philanthropie peut

se regarder comme cosmopolite. Ainsi, aidé de l'amitié
du docteur Fouquier, président, et de celle de M. Pa-
riset, secrétaire de l'Académie royale de médecine, je me
suis proposé de faire connaître nos dernières recherches
scientifiques, dans la séance du 27 décembre dernier, et
je ne pouvais faire autrement que de me présenter
avec confiance devant cette respectable assemblée, qui
regarde comme un devoir d'apprécier le mérite des ouvrages, et de leur décerner des prix, sans faire atten-
tion à la patrie des auteurs.

Dans mon discours, qui a été écouté, avec une atten-
tion bien flatteuse, j'ai tracé l'histoire de nos insti-
tutions cliniques, et j'ai fait connaître une grande amé-
lioration apportée dernièrement dans une des branches
de l'ophthalmiatrie, la *double dépression de la cataracte*;
perfectionnement destiné, je crois, à rendre d'importants
services à l'humanité.

En dédiant cette *monographie* à votre Majesté, Prince
bien digne de diriger les destinées de la France par la
force de ses lumières et de sa volonté, je ne puis pas
douter d'avoir trouvé pour mon ouvrage un protecteur
éclairé et bienveillant.

Je suis, de votre Majesté,

le très-dévoué serviteur.

Jean-Baptiste QUADRI.

*Doyen de la faculté de médecine dans l'Université de Naples.*

# DISCOURS

PRONONCÉ

## A L'ACADÉMIE ROYALE DE MÉDECINE,

### PAR JEAN-BAPTISTE QUADRI,

(Sténographié par J.-B. Daquir.)

**Paris, le 27 décembre 1842.**

---

Je me présente aujourd'hui, pour vous remercier de l'honneur que vous m'avez fait, Messieurs, lorsque vous m'avez adressé à Naples le diplôme de votre correspondant.

Pardonnez-moi, si je suis en retard pour remplir ce devoir de convenance; mais des difficultés inattendues m'ont empêché, à mon grand regret, de me rendre plus tôt auprès de vous.

J'avais l'intention de m'exprimer en latin, mais la prononciation n'étant pas la même que celle adoptée chez vous, je suivrai le conseil de plusieurs de mes amis, qui m'ont engagé à vous parler en français. Aussi, je réclame l'indulgence que je dois attendre de la courtoisie française, si bien reconnue en Europe, pour les fautes qui pourraient m'échapper; car, peu familiarisé avec cette langue, je ne me flatterais pas de pouvoir prononcer un discours sans blesser quelques-unes de vos règles grammaticales.

Je commencerai par retracer l'historique des cliniques d'ophthalmiatrie[1] en Italie, et je vous parlerai ensuite de quelques-unes de nos recherches sur ce sujet, publiées par moi, depuis le célèbre Scarpa jusqu'à nos jours.

Notre savant anatomiste nous a tracé les meilleurs principes pour réussir dans cette spécialité, en publiant son ouvrage intitulé : *Saggio di osservazioni sulle malattie degli occhi,* qui a paru à Pavie dans l'année 1800, comme tout le monde sait.

Sorti de son école dans le courant de l'été de 1803, je me flattais qu'il me serait facile d'obtenir des succès très-satisfaisants par la méthode de l'abaissement dans tous les cas de cataracte, méthode fort recommandée et fort vantée par le célèbre professeur, mon ami et mon maître, méthode dont se servaient déjà à cette époque la plupart de nos habiles professeurs de chirurgie. Cependant, ayant répété ce procédé plusieurs fois, surtout dans les années 1808 et 1809, je me vis presque forcé de l'abandonner, et j'y ai renoncé presque totalement dans l'été de 1811, à cause du grand nombre d'insuccès, et surtout de la non-réussite de deux cas auxquels j'avais porté le plus grand intérêt.

[1] Ce nom a été adopté par moi depuis la fondation de la clinique de Naples, pour indiquer un établissement dans lequel un professeur nommé par le gouvernement, apprend aux élèves quel doit être le traitement médical pour les maux des yeux, car en grec on dit *ophthalmo-yatria.* Ce mot est composé des deux mots *ophthalmos* (œil) et *yatron* (médecin), ou *yatria* (médecine). *Clinique* veut dire *instruction auprès du lit,* c'est-à-dire en présence du malade, parce que *clinos* en grec signifie *lit.*

Je vais vous les exposer en peu de mots.

M^me Marguerite Perla, habitante de Castelfranco, près de Venise, avait une amaurosis à l'œil droit, et une cataracte simple du côté gauche; j'ai pratiqué l'abaissement selon la méthode de Scarpa, après quoi survint une inflammation de l'iris (*iritis traumatique consécutif*), qui causa l'occlusion de la pupille à un tel degré, qu'il a été après cela impossible de la guérir. Ainsi un procédé d'opération, que j'avais jugé jusqu'alors sans danger, non-seulement venait d'échouer, mais, après avoir causé à la pauvre dame de longues souffrances, l'avait laissée aveugle et sans espoir d'être guérie.

Le second cas, je l'ai observé à Vérone dans la même année, c'est-à-dire vers la fin de l'été 1811, où j'ai voulu pratiquer la même méthode sur l'œil gauche de la marquise Gajona, jeune personne âgée de dix-neuf ans environ, et mariée depuis peu.

Une inflammation indomptable en fut la conséquence, ainsi que la perte de la faculté visuelle. De plus, il s'ensuivit, en peu de temps, une atrophie de l'œil à laquelle nous avons été forcé de remédier d'une manière bien imparfaite et bien pénible, c'est-à-dire, au moyen d'un œil en émail. Heureusement pour cette jeune dame, que l'œil droit était en très-bon état, et n'a ressenti la moindre souffrance de l'inflammation qui a eu lieu au côté gauche.

A l'égard de l'opération de la pupille artificielle, je dois vous dire que de la même année, je l'avais pratiquée trois fois dans le printemps 1811, à la clinique chirurgicale de l'université de Padoue; mais quoique aidé des conseils et appuyé de l'autorité du chevalier Sografi, ces opérations restèrent sans succès.

Le professeur Sografi était directeur de cette clinique. Homme éclairé et d'une philanthropie fort rare, je crois devoir en cette occasion, rendre hommage à son amour pour les progrès scientifiques, et payer à sa mémoire un souvenir honorable pour les immenses services qu'il a rendus à la science et à l'humanité. Le nombre de militaires français qu'il a pu rétablir pendant les guerres d'Italie est trop bien connu, même en France, pour qu'il soit nécessaire de m'étendre davantage sur l'éloge du célèbre professeur. C'est alors qu'affligé des insuccès éprouvés dans les cas de pupille artificielle, je me décidai à faire un voyage à Vienne pour m'instruire dans la pratique du célèbre Beer, homme habile et d'une grande réputation, surtout pour cette branche d'ophthalmiatrie; et bientôt après mon retour dans la péninsule, j'ai eu le bonheur de réussir très-souvent dans ma pratique. De sorte que, en 1814, j'avais déjà executé à peu près cent fois cette admirable opération, et presque toujours avec succès, surtout à Florence; c'est pourquoi le docteur Betti, après avoir suivi de près ma pratique dans cette ville, à l'occasion de publier sa traduction de l'histoire des opérations chirurgicales de Sprengel, il a déclaré que j'avais le premier apporté en Italie, le procédé concernant la formation de la pupille artificielle, avec un tel degré de perfectionnement, qu'il nous est permis presque toujours de réussir, sans causer aucune altération dans le cristallin, ni dans l'œil. Vers la fin du printemps de 1814, le gouvernement des Deux-Siciles me fit appeler à Naples, quoique je fusse professeur d'anatomie à Bologne.

Le royaume des Deux-Siciles était, à cette époque, gouverné par un guerrier, enfant de la victoire, bien connu par son courage militaire ; qui à l'aide des conseils et du patriotisme de M. le comte Zurlo, alors ministre de l'Intérieur, a pu fonder plusieurs établissements. M. le comte Zurlo était homme d'un talent extraordinaire, et d'un caractère très-respectable, qui a employé tous les moyens de se rendre utile à sa patrie, en rappelant de l'étranger les hommes capables de fonder ou d'améliorer des établissements d'une utilité publique positive, de sorte que le, 15 mars 1815, on fonda à Naples la clinique royale d'ophthalmiatrie, dont j'ai été nommé directeur ; la première qui fut établie en Europe pour cette spécialité.

Les événements qui survinrent dans cette année mémorable, et qui menacèrent de bouleverser pour ainsi dire la politique dominante en Europe, me firent presque décider à partir, et faillirent ainsi me faire perdre le fruit de longs et pénibles travaux.

Mais résigné à subir toujours les destinées de la Providence, et puisant dans l'appui de mes bons amis et dans ma ferme volonté une nouvelle force, je parvins à soutenir un tel choc, et à conserver un établissement qui jettera, j'espère, quelque éclat sur cette branche de l'art de guérir.

A cette époque, je dois le déclarer, mon plus grand appui se trouva dans la volonté bienfaisante et dans les talents administratifs de M. le commandeur Sancio, aujourd'hui intendant de la province de Naples. Je vais maintenant vous retracer l'historique de la fondation de plusieurs autres cliniques après la restauration de la nôtre.

Les avantages de cet établissement furent si promptement reconnus dans le pays, et tellement constatés par les rapports de Cotugno et de Troja, célèbres médecins de la cour, et membres de l'université, que, dans l'été de 1816, notre clinique fut améliorée et complétement organisée par ordre du roi Ferdinand I. Deux ans après, c'est-à-dire dans l'année 1818 l'empereur d'Autriche, François I, qui était à Naples, me demanda un aperçu des règlements de notre institution, et presque immédiatement après son retour à Vienne, c'est-à-dire en 1819, il fonda une clinique d'ophthalmiatrie, dont le professeur Beer fut nommé directeur. En 1824, fut fondée également une clinique d'ophthalmiatrie à Berlin, dirigée par le professeur Charles Graefe, d'heureux souvenir. Peu de temps après, une loi générale, publiée en Autriche, porta qu'une clinique pour cette spécialité, serait fondée dans chaque université de l'empire ; de sorte que furent établies la clinique de Padoue et celle de Pavie. Enfin, dernièrement le grand duc de Toscane en fonda une autre à Florence, tandis que le gouvernement des Deux-Siciles s'occupait d'en établir une dans l'université de Palerme, et une autre dans celle de Catania.

Deux des meilleurs élèves de l'école de Naples, MM. Pollara et Mascari, en eurent la direction.

Je n'ai pas besoin de vous faire remarquer la différence qu'il y a entre une clinique fondée par un particulier, et une clinique fondée par un gouvernement. Je laisse à votre sagacité et à vos lumières le soin d'apprécier l'importance de ces sortes d'établissements. Depuis l'ouverture de la clinique de Naples, j'ai pris note très-soigneusement de toutes mes opérations, et de toutes les observations les plus importantes, ayant conçu déjà le projet de publier mes *Annotations pratiques*, qui forment aujourd'hui quatre volumes in-4°. Veuillez, je vous prie, me faire l'honneur de jeter un coup d'œil sur quelques observations, que renferme le deuxième volume de cet ouvrage. La planche VII représente une opération faite sur un nommé J. B. Peretti, Corse, qui avait servi dans l'armée anglaise en Égypte, et qui était venu exprès à Naples pour se faire soigner.

Il fut, par ordre du Roi, envoyé à notre clinique; l'œil gauche était complétement désorganisé par l'ophthalmie égyptienne. Dans l'œil droit, il existait, à la partie supérieure de la cornée un espace dans lequel je dus me proposer d'ouvrir la nouvelle pupille.

Pendant l'opération, une circonstance imprévue me força d'enlever toute l'iris, de sorte, qu'en partant je croyais la guérison impossible; cependant j'ai obtenu un succès complet, et aujourd'hui le malade peut lire, écrire, marcher, etc.

Un tel succès m'a servi de base pour établir en principe : que l'iris peut être enlevée totalement sans entraîner la perte de la vue. Aussi, dans plusieurs cas d'opérations qui suivirent celui-ci, je n'hésitai pas à enlever cette membrane toutes les fois, qu'il y eut des raisons pour le faire.

Encore une observation qui peut, je le pense, avoir une certaine valeur à l'égard de l'opération de la pupille artificielle : c'est qu'on ne réussit pas toujours à établir les deux ouvertures pupillaires dans les deux yeux de la même dimension.

Eh bien ! on supposait autrefois que cette inégalité pouvait être cause d'une imparfaite guérison. C'est une erreur. Voyez, à la planche X, les dessins ont été faits par moi-même d'après nature, sur les yeux d'Andréa Rocciola. Une pupille est plus grande que l'autre presque du double, et cependant il voit les objets très-distinctement et sans loucher.

Je finirai ici mes citations concernant les découvertes sur la pupille artificielle, pour vous entretenir un instant de l'opération de la cataracte.

Pour cette espèce d'opération, je l'ai démontré jusqu'à la dernière évidence, ni le climat, ni les saisons n'ont d'influence sur les succès. (II$^e$ et III$^e$ vol., voyez mes *Annotazioni Pratiche*.)

J'ai expliqué dans le troisième volume ma manière d'opérer et toutes les règles à suivre dans les cas de cataracte ; j'ai démontré que, pour obtenir des résultats heureux, il fallait prendre certaines précautions qui sont exposées de la manière la plus minutieuse dans l'ouvrage cité.

Il s'agit d'éviter 1° la contusion des branches nerveuses principales de la cinquième paire ;

2° La contusion de l'iris ;

3° Une commotion trop prolongée de l'organe visuel ;

4° Un surcroît de sensibilité, que dans le même ouvrage j'ai désigné sous le nom d'élévation de sensibilité ;

5° La présence prolongée de quelques corps étrangers, ou de leurs équivalents.

Enfin, le point le plus important, c'est qu'il faut guérir les blessures de l'œil par première intention, et préserver cet organe des ravages de la suppuration, tout aussi bien que d'une certaine tendance à la phlegmasie consécutive, tendance qui peut être reconnue même pendant quelques semaines après l'opération.

En chirurgie, il est bien souvent indifférent de guérir le malade par première ou deuxième intention ; mais, l'oculiste doit se tenir en garde contre la suppuration, qui aura toujours lieu dans les cas de guérison obtenus par seconde intention, parce que la suppuration est toujours une cause destructive de l'œil, et cette destruction peut-être assimilée à la mort du malade, que l'on se propose de guérir.

J'ai encore publié différents mémoires sur la méthode mixte inventée par moi, méthode dont j'ai déjà parlé dans le III$^e$ volume, publié en 1827 ; et à cette occasion j'ai rapporté que, pendant les années 1810 et 1811, j'avais pratiqué avec succès neuf opérations par cette méthode. J'ai même fait connaître les époques auxquelles ont été faites mes opérations, ainsi que les noms et la patrie des personnes qui les ont subies.

Le docteur Jungken, ayant pratiqué à Berlin, au commencement de 1855, la même méthode avec beaucoup de succès, a publié un mémoire dans lequel il dit en être l'inventeur. Je lui céderai cet honneur, si l'on veut, après avoir lu mon troisième volume publié dans l'année 1827, s'en rapporter néanmoins à lui-même.

En 1856, j'ai pratiqué dans notre clinique les premières opérations de cataracte par la méthode de double dépression ; mais, au commencement de 1858, je l'ai considérablement perfectionnée. Je crois inutile, pour vous autres savants, d'exposer tout ce qui regarde le détail de cette méthode, qui doit se pratiquer moyennant deux aiguilles au lieu d'une, introduites par les deux côtés opposés, afin de mieux dominer et de faire tomber la cataracte d'une manière plus prompte et plus durable ; car il vous suffira de jeter les yeux sur ce dessin (planche I, fig. 4 et 5), que j'ai l'honneur de vous présenter le dessin a été exécuté par moi-même d'après nature, et je pense que la démonstration la plus évidente en ma faveur peut se déduire du journal officiel du 18 juillet 1858, dans lequel, par ordre du ministère, on a publié à Naples les noms des malades opérés par moi, suivant cette méthode, aussi bien que ceux des personnes très-éclairées et très-connues dans le pays, qui ont assisté aux opérations et qui en ont vérifié les succès. Sur 15 opérations, 15 guérisons. Je dépose à votre secrétariat ce document officiel, et je me mets à votre disposition pour vous donner tous les éclaircissements que vous jugerez convenables. Je vous prierai seulement, messieurs, de bien vouloir m'accorder quelques entretiens privés, et en petit comité; ou vouloir bien discuter par écrit, attendu qu'il me serait difficile de soutenir en votre langue une discussion publique prolongée. Et si vous étiez curieux d'expérimenter ma méthode, je suis tout prêt à répéter les mêmes opérations sur des personnes affectées de cataracte, soit dans les hôpitaux, soit partout ailleurs; et je les ferai devant vous, ou bien je vous aiderai de toutes mes forces, en cas qu'il vous serait agréable de les pratiquer vous-mêmes.

# EXPLICATIONS

## DESTINÉE A COMPLÉTER LA MONOGRAPHIE

## DE LA DOUBLE DÉPRESSION.

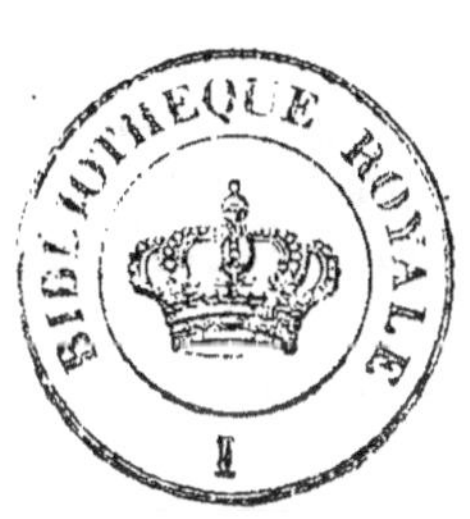

# FORME DES AIGUILLES.

FɪG. 1. — *Celse* ne donne pas la description de l'instrument dont on se servait dans son temps pour l'abaissement de la cataracte ; cependant il paraît qu'on employait alors une aiguille simple et droite.

FɪG. 2 — Les Arabes se servaient de deux aiguilles dont on trouve la description dans les ouvrages d'*Abucasin* et *Avicenne* ; l'une avait la forme d'une petite lance qu'on nommait *alkali ;* et l'autre, que l'on introduisait par la blessure faite à la sclérotique après avoir retiré l'alkali, avait la forme d'une spatule, que l'on faisait passer entre la cataracte et l'iris (voyez la figure 2) ; on la nommait *Almagda,* et on l'employait à heurter contre la cataracte pour la faire descendre. Cette invention des deux aiguilles doit avoir tiré son origine de cette observation, souvent répétée, que lorsque la cataracte est brisée par l'aiguille, elle remonte facilement.

FɪG. 3. — Aiguille de Scarpa dessinée de profil (A) , et mise en action (B). On doit remarquer que cette aiguille est très-longue, fortement courbée près de sa pointe, de forme triangulaire. Son inventeur nous a recommandé de faire la tige conique, et d'augmenter tant soit peu son épaisseur, parce qu'il croyait par là fermer la plaie de la sclérotique et empêcher ainsi la sortie de *l'humeur aqueuse* à mesure que son aiguille avance.

FɪG. 4. — A la lettre A on voit représentée l'aiguille du docteur *Bowen,* qui, étant très-courte, peut être manœuvrée plus facilement. Sa pointe est moins courbée que celle de *Scarpa,* plus aplatie et plus large ; de sorte qu'elle peut facilement pénétrer dans l'œil ; sa tige étant très-mince, elle peut se mouvoir aisément sans faire contusion sur les bords de la plaie.

FɪG. 4 B. Représentant mon aiguille en forme de petite faux, dont je me sers avec avantage dans le cas de cataracte secondaire. Je l'ai employée avec succès dans le premier temps de la double dépression pour percer la sclérotique à l'angle interne de l'œil, et ensuite détacher, et récliner la cataracte.

# EXPLICATIONS

DESTINÉES

A COMPLÉTER LA MONOGRAPHIE DE LA MÉTHODE

DE LA

## DOUBLE DÉPRESSION.

Il existe parmi les hommes éclairés et même parmi nos collègues un préjugé, c'est-à-dire l'on croit que l'opération de la cataracte ne présente pas de grandes difficultés, et que le succès en est presque toujours assuré.

Cependant ayant suivi de près grand nombre de malades opérés par d'habiles oculistes en Italie, en France et ailleurs, j'ai pu m'assurer qu'il est rare de ne pas voir manquer les succès, au moins dans la moitié des cas, et le célèbre Dubois, homme sincère et de grand savoir, disait toujours dans ses leçons de chirurgie : *Il faut avouer que l'opération de la cataracte est la plus délicate, la plus difficile, et en même temps la plus incertaine parmi les opérations de chirurgie.*

Le célèbre professeur avait parfaitement raison, quoique son opinion me parut au premier abord exagérée. J'ai dressé la statistique de mes opérations pratiquées suivant les préceptes de Scarpa, et le résultat fut un perte de 34 yeux sur 100 opérations. Le résultat statistique

des opérations de cataracte pratiquées par MM. Jacopi
et Panizza, élèves de la même école, fut encore plus
décourageant, car le premier avoue lui-même d'avoir
perdu les six dixièmes des yeux opérés, et le second
quatre dixièmes [1]. Aussitôt que j'eus reconnu les mal-
heurs que je viens d'exposer, j'ai eu recours à l'extraction de la cataracte et par la cornée et par la
sclérotique. Dans cette dernière operation j'ai eu mal-
heureusement deux tiers d'insuccès : après de longues
recherches j'ai observé que par l'extraction du cristallin à travers la cornée, je n'ai perdu que quinze yeux
sur cent opérés; il y a eu même des années dans les-
quelles les insuccès ne s'élevaient qu'à six sur cent.

Il faut comprendre que je parle des yeux isolément et
non des individus, de sorte que, souvent même parmi
les cas malheureux, le malade a gagné la vue d'un côté;
mais on m'objectait que l'opération de la cataracte par
extraction exigeait une grande habitude et une main
très-habile, voilà le motif pour lequel je me suis ap-
pliqué à perfectionner la méthode de la dépression; et
dans l'année 1856 j'ai commencé à pratiquer la double
dépression, que j'ai perfectionnée en 1858, et dont voici
le manuel opératoire.

## MÉTHODE PRATIQUÉE PAR MOI.

Après avoir dilaté la pupille par l'application de la
belladone, je commence par enfoncer mon aiguille en
forme de faux à travers la sclérotique dans l'angle in-

---

[1] Voyez Anni clinici della Scuola di Pavia : Jacopi, e Panizza.

terne de l'œil, et à une ligne de la circonférence de la cornée, puis je la fais passer entre l'iris et la capsule du cristallin, apres quoi je cherche à déprimer la cataracte dans l'humeur vitrée, en la dirigeant en dedans et en bas, sans ouvrir préalablement la capsule. Si la lentille cristalline ainsi abaissée reste en bas pendant quelques secondes, je retire l'aiguille et je me confie aux chances du succès. Dans la majorité des cas, la lentille cristalline reprend plus ou moins sa place naturelle; alors je saisis l'aiguille de Bowen, que je dirige à travers la sclérotique du côté de l'angle externe de l'œil, et je la fais passer à trois ou quatre lignes du bord de la cornée; ensuite je la fais passer entre l'iris et le cristallin, que je tâche alors, par de légers mouvements de pression d'avant en arrière, d'enfoncer dans l'humeur vitrée jusqu'à ce que la pupille soit complétement libre; et si l'on ne peut pas réussir, je laisse la cataracte, mais bien brisée, et détachée de tous les côtés pour que l'absorption puisse la détruire.

J'ai observé que dans les contours des deux blessures, il se developpe après quelques jours une légère phlogose, et dans les deux semaines suivantes l'on peut reconnaître un petit nombre de vaisseaux remplis de sang, qui deviennent visibles, jusqu'à ce que la cicatrice soit formée et consolidée. J'ai remarqué, à ma grande satisfaction, que tous les malades ont été guéris dans l'espace de trois semaines, avec le traitement le plus simple, et jamais l'inflammation ne s'est propagée sur toute la sclérotique; de sorte que les autres parties de l'œil n'en ont pas été atteintes.

L'idée d'employer deux aiguilles au lieu d'une, m'est

venue à la suite d'une observation que j'avais souvent répétée, au moment de pratiquer la dépression Celsienne : j'avais remarqué que l'extrémité de mon aiguille peut facilement déplacer la cataracte du côté de l'angle interne, ayant alors dans cette partie un levier plus favorable, et qu'au contraire l'instrument se trouve fixé dans le point par lequel il a pénétré dans l'œil. Si l'on se propose de détacher la cataracte du côté de l'angle externe par lequel l'aiguille est entrée, il faut imprimer des secousses à l'œil et faire sur le bord de la blessure des contusions très-dangereuses, avant de réussir; l'œil souffre beaucoup de ce mouvement. Voilà de quelle manière j'ai conçu le projet de faire la double dépression, et comment j'ai compris que cette opération pourrait réussir fort heureusement. Dans les derniers temps, je me suis servi des aiguilles dorées par la galvano-plastique, qui ont réussi à merveille, parce que la couleur jaune les rend plus visibles.

On pourrait m'objecter que je fais deux blessures au lieu d'une; mais quand on pratique des blessures simples, elles doivent se guérir facilement; et en effet, dans mes Annotations pratiques, j'ai rapporté plusieurs cas dans lesquels j'ai pratiqué la méthode mixte, et néanmoins les malades se sont guéris sans inflammation considérable. J'ai rapporté en outre l'histoire de Joseph Scarpa, qui a été guéri d'une manière très-heureuse, quoique j'eusse pratiqué premièrement une large blessure à la sclérotique de son œil gauche, dans le but de faire l'extraction latérale, et aussitôt après j'ai dû faire une seconde ouverture à la cornée du même œil, par laquelle j'ai fait sortir la cataracte qui ne s'était pas laissé entraîner à travers l'ouverture de la sclérotique. (Voyez mes *Annotazioni pratiche,* vol. III, planche 2.)

Nous pourrons avoir une idée de la facilité avec laquelle plusieurs blessures simples peuvent se guérir, en voyant de quelle manière sont cicatrisées les blessures opérées par la lancette dans l'application des ventouses.

Lorsqu'on se propose de guérir les blessures par première intention, il faut avoir soin de ne pas tenir long-temps écartés les bords de la plaie. C'est pourquoi je pense que la double dépression offre un avantage sur la pratique de la dépression celsienne pour deux motifs : 1° parce que la durée de l'opération est répartie sur les deux blessures , ce qui rend moins long l'écartement des bords de la plaie ; 2° parce qu'ayant deux leviers favorables qui saisissent la cataracte des deux côtés opposés, on la détache plus aisément et on la fait tomber plus vite dans l'humeur vitrée. Je me souviens toujours d'avoir vu notre habile Scarpa être forcé de faire des mouvements avec son aiguille durant 20 minutes, et quelquefois jusqu'à trois quarts d'heure, avant de réussir à détacher et faire tomber la cataracte dans l'humeur vitrée. Ces opérations si difficiles et si longues ont toujours été suivies par des inflammations très-graves.

Je crois à propos d'avertir que dans la méthode mixte on est cependant obligé de faire deux blessures, dont une, celle de la cornée, doit être bien large, pour que la cataracte puisse y passer, et néanmoins nous avons eu des guérisons très-heureuses.

Lorsque je pratique la double dépression, l'opération ne dure jamais plus d'une minute, et le bord des blessures ne souffre pas de contusions considérables, voilà ce qui donne lieu aux succès les plus heureux.

D'après toutes ces explications, je ne doute point que tout savant ne puisse regarder ce mémoire comme une monographie de la double dépression[1].

---

[1] Comme il s'agit ici d'une opération très-délicate, et tout récemment inventée, je crois devoir donner une traduction italienne de cette monographie, afin de mettre mes lecteurs en état de bien comprendre mon procédé.

# DISCORSO

DETTO

ALLA REALE ACADEMIA MEDICINA IN PARIGI

LI 27 DECEMBRE 1842.

Mi presento a questo illustre consesso, e vi ringrazio, o Signori, innanzi tutto, dell' onore fattomi, allorchè mi inviaste a Napoli il diploma di corrispondente.

Perdonerete, io spero, se ho tardato alcun tempo in pria d' adempire al citato obbligo di convenienza, giacchè talune imprevvedute combinazioni mi hanno ritardato fino ad ora il progetto da più tempo concepito, meco stesso, di recarmi in questa capitale.

Era mia intenzione esprimermi in latino; ma la pronunzia usata in questo regno non essendo eguale alla nostra, seguiterò invece il parere di taluni amici i quali hanno giudicato potermi benissimo spiegare in francese. Ho bisogno per altro di tutta la vostra conosciuta cortesia per quelli errori di grammatica o di pronunzia che potrebbero sfuggirmi.

Incomincio dal fare alcun cenno riguardo alla storia delle nostre cliniche di oftalmiatria fondate in Italia, e talune cose dirò appresso sulle più recenti scoverte dirette a perfezionare la teoria e la pratica di questo ramo importante di medicina; incominciando dall' epoca del nostro Scarpa fino a questi ultimi giorni.

Quel sapiente anatomico ci ha mostrato la migliore via, onde riuscire a perfezionar questo ramo; pubblicato avendo la sua opera intitolata : *Saggio di osservazioni sulle malattie degli occhi*, il quale eccellente codice venne in luce a Pavia nell' anno 1800, come ognun di voi ben conosce.

Uscito io da quella scuola nel corso del 1805, mi andava persuaso, che sarebbe facil cosa ottennere assai felici guarigioni, mediante il metodo della depressione nella maggior parte dei casi di cataratta, il qual metodo era stato perfezionato e lodato dal sudetto professore mio amico e maestro, e tanto più me ne persuadeva il vedere, che a quest' epoca la maggior parte dei nostri abili chirurghi d'Italia l'aveano adottato. Ma ripetuta avendo più e più fiate la citata operazione negli anni 1808 et 1809, ebbi a deplorare in molti casi la perdita dello sperato effetto, e verso la fine dell' estate 1811, ho dovuto quasi totalmente abbandonare la mia favorita pratica a motivo di vari infelici casi, e sopratutto per quelli notati in due molto per me importanti, de' quali or darò in brevi parole l' istoria.

### OSSERVAZIONE PRIMA.

La signora Margherita Perìa abitante in Castelfranco, piccola città non molto lungi da Venezia, aveva un' *amaurosis* all' occhio dritto, ed una *cateratta semplice* nel sinistro. Praticai l' abbassamento della cateratta; ma che! dopo ventiquattr' ore si sviluppò una grave infiammazione dell' iride, e tanto fu violenta, che ne risultò una occlusione totale della pupilla, nè vi fu mezzo di farle mai più ricuperare la vista. Anzi la citata infiammazione conosciuta sotto il nome d'*iritide traumatiea consecutiva*, portato avendo una cronica flogosi sul sistema nervoso dell' occhio, lo rese insensibile alla luce : e conobbi allora che un processo di operazione giudicato innocente da me, e da moltissimi oculisti, era stato cagione di lunghi tormenti all' inferma e poi l'avea lasciata in tale stato, che non solamente era cieca, ma ancora fuor d'ogni speranza di potersi ricuperare.

OSSERVAZIONE SECONDA.

Il secondo caso l' ho osservato in Verona verso la fine dell' estate dello stesso anno, dove ho voluto praticare il medesimo metodo nell' occhio sinistro della marchesa Gajona, giovane in età di dieciannove anni circa, e maritata da pochissimo tempo.

Un a infiammazione invincibile, ne fu la consequenza e quindi sopravenne la perdita della facoltà visiva. Inoltre alcun tempo dopo si sviluppò atrofia dell' occhio, alla quale non si è potuto portar vimedio sennonchè appli mità.

candovi un occhio di smalto per mascherarne la defor-

Fortunamente per questa giovane dama, l'occhio dritto trovavasi sano, e niente ha sofferto a cagione dell' infiammazione avvenuta nell' altro lato.

Circa poi all' operazione della pupilla artificiale, debbo dirvi che appunto in quel medesimo anno 1841, in primavera, io la praticai tre volte nella clinica chirurgica dell' università di Padova ; ma quantunque ajutato dai consigli eappoggiato dall' autorità, e dal sapere del cavalier Sografi, le mie operazioni rimasero tutte e tre senza utilità di sorta.

Il professore Sografi direttore della citata clinica, era un uomo illuminato e d'una filantropia non commune. Io mi credo in dovere cogliere la presente opportunità per rendere omaggio all' amore ch' egli portava pei progressi delle scienze e tributare alla di lui memoria i dovuti encomi, e rammenterò quì, che immensi servigi egli ha prestati alla scienza ed all' umanità. Il numero de' militari francesi ch' egli ha potuto ristabilire in salute a tempo delle guerre d' Italia è troppo considerabile, perchè la memoria di lui non sia riverita, e conosciuta anche in Francia, e basterà ricordarlo per muovere gli animi di molti alla dovuta stima. Afflitto io in quel tempo pei tristi effetti osservati dopo l'operazione della pupilla artificiale, deliberai fare un viaggio a Vienna, onde istruirmi nella pratica del celebre Beer, uomo di grande abilità e di somma riputazione, principalmente per questo ramo di oftalmiatria, ed appena ritornato nella nostra penisola ebbi la fortuna di riuscire quasi sempre nel fare la pupilla artificiale, per cotal modo che nell' anno 1814, io aveva di già praticato intorno a cento volte, la detta maravigliosa operazione, e quasi sempre coll' effetto di repristinare la facoltà della vista. Laonde a ragione il dottor Betti, dopo avere diligentemente esaminate le mie pratiche in Firenze, ed essersi accertato del buon successo, dovendo mandare in luce la sua versione della storia delle operazioni chirurgiche di C. Sprengel, dichiarò; ch' io il primo avessi portato in Italia un processo d' operazione per formare la pupilla artificiale, il quale era giunto a tale perfezionamento da potersi evitare qualunque disordine consecutivo nel cristallino, e ogni pericolo di grave infiammazione dell' occhio. Verso la fine della primavera 1814 il governo delle Due Sicilie mi aveva impegnato a trasportare la mia residenza in Napoli, quantunque iofossi professore di anatomia nell' università di Bologna.

Il regno delle Due Sicilie era per allora governato da un guerriero elevato sul trono dal prestigio delle vittorie, e ben conosciuto per militar coraggio. Secondato egli dai consigli del signor Conte Zurlo, ministro degli affari interni pose molti utili stabilimenti : il citato ministro siccome era un uomo di talenti prodigiosi e d'un cuore nobilissimo non trascurava alcun mezzo di giovare alla sua patria, richiamando da ogni parte di Europa in quel regno uomini capaci di migliorare o fondare opere pubbliche di qualche utilità. Sotto i citati auspicii adunque nel dì 15 marzo 1815 venne aperta solennemente da me in Napoli la clinica reale di oftalmiatria, della quale era stato nominato direttore. Questa fu la prima clinica reale fondata in Europa pel citato ramo di medicina.

Le vicende della guerra in quel torno furono tali, che pareva doversi cambiare interamente la condizione politica di Europa, ed io mi vidi, quasi costretto a dovermi ripatriare lasciando in abbandono l'istituto clinico ad onta di tante cure ormai spese, talchè avrei perduto ogni frutto di molti lunghi e penosi travagli.

Ma di già avezzo per le molte disavventure dei tempi nostri a piegarmi con ilarità ai voleri della provvidenza, e confortato per altra parte dall' amore di taluni valorosi amici, traendo forza in ultimo luogo da una perseveranza d' istinto, giunsi a sostenere l' impeto delle prime vicissitudini, ed in fine potei conservare il citato istituto clinico, il quale darà un giorno, se mal non mi appongo, qualche lustro per questo ramo dell' arte nostra.

Convien dirlo onde render giustizia al vero, in detta epoca, il mio più efficace appoggio si è trovato nella volontà benefica, e ne' talenti amministrativi del signor Commendatore D. Antonio Sancio, personaggio distintisimo, il quale occupa attualmente il posto d' Intendente della provincia di Napoli : ma passo ad accennarvi la storia di varie altre cliniche fondate in talune città, dopo che si vide prosperare la nostra.

L' utilità del citato stabilimento fu per tal modo conosciuta nel paese, e così dimostrata dalle relazioni portate dinanzi al Re per opera di Cotugno e di Troja, medici celeberrimi, impiegati alla corte e professori nell' università reale di Napoli, che nell' estate del 1816 la citata clinica venne per ordini mandati dal Re Ferdinando I, compiutamente migliorata; e sistemata, e due anni in circa più tardi vale a dire nel 1818 trovandosi a Napoli la Maestà di Francesco I, imperatore d'Austria, mi fece egli chiamare dinanzi a se, e volle da me avere una chiara scrittura di tutto il sistema dal nostro governo posto in uso per ordinare la clinica d' oftalmiatria, nè andò a guari che ritornato quel sovrano ne' suoi stati, vale a dire nel 1819, venne fondata in Vienna una clinica di oftalmiatria modellata su quella di Napoli, ed il professore Beer, da cui molte cose io aveva imparato, vi fu destinato direttore e professore. Nel 1824 videsi un' altra clinica di oftalmiatria sorgere nella capitale di Prussia, ove il celebre Carlo Graefe di felice ricordanza, venne nominato direttore. Non molto dopo venne pubblicato nell' impero d'Austria un regolamento il quale portava che in cadauna università si dovessero aprire consimili scuole di pratica per la cura degli occhi; talchè oltre Praga ed Inspruch, ancora Padova, e Pavia, ne vennero corredate. Nell' anno prossimo scaduto, anche il Granduca di Toscana ne ha fondato una in Firenze, e quasi al medesimo tempo il governo delle Due Sicilie, ne ha ordinato altre due, l' una in Palermo, l'altra in Catania, ove due abilissimi allievi della scuola [di Napoli vennero scelti per direttori e professori, che sono il Dr. Pollara, ed il Dr. Mascari.

Stimo inutile farvi qui notare la diferenza che passa fra una clinica fondata da qualche particolare, ed una ordinata dal potere di un governo. Ognun di voi può facilmente calcolare l'importanza di questi publici stabilimenti quando sieno protetti dai governanti.

Dopo l' apertura della clinica di oftalmiatria di Napoli avvenuta in marzo 1815, ho tenuto diligenti note di tutte le mie operazioni e di tutte le più importanti osservazioni fatte in quello istituto, avendo già concepito il progetto di publicare le mie *Annotazioni pratiche*, le quali oggi giorno formano quattro volumi in quarto stampati in quella capitale, che qui vedrete, e vi prego volgere la vostra attenzione primieramete su talune osservazioni che trovansi registrate nel volume secondo. Troverete nella tavola VII rappresentata l' operazione da me praticata nell' occhio dritto di un tale G. B. Peretti, nativo di Corsica. Costui avea servito nell' armata inglese in Egitto, dopo di che venuto egli espressamente in Napoli per curarsi, fu con ordine di sua Maestà il Re diretto alla nostra clinica. L'occhio sinistro di costui era compiutamente dissorganizzato per cagione di una oftalmia egiziana; e nel destro non rimaneva trasparente se non che una porzione di cornea alla parte superiore, rimpetto al qual luogo guidicai doversi aprire una pupilla artificiale.

Nel momento dell'operazione, un'imprevvista combinazione mi obbligò a toglier via tutta l'iride, per tal modo, che io per allora credei perduto compiutamente quest'occhio; ed impossibile la guarigione; nulladimeno ottenni la più felice riuscita, ed oggi giorno costui può leggere, scrivere, e camminare da per se solo.

Questo fatto serve di pruova che l'iride può essere interamente tolta via dall'occhio senza cagionare la perdita totale della vista; per la qual cosa dopo la citata osservazione non ho mai esitato a portar via l'intera membrana, se vi fosse un'indicazione per doverlo fare.

Un'altra osservazione che può avere molta importanza ne' casi d'operazione di pupilla artificiale è quella che trovasi registrata nel dar conto della cura di Andrea Rocciola; osservate la tavola X dello stesso volume, le figure ivi rappresentate vennero da me disegnate attentamente dal vero e vedesi manifestamente che le due pupille da me aperte in questo individuo variano di misura per modo, che quella dell'occhio sinistro è il doppio più grande della pupilla destra; eppur non di meno l'uomo vede gli oggetti distintamente ed è contentissimo della ricuperata vista, nè i suoi occhi sono punto loschi. Questa osservazione mi ha giovato a non scorraggiarmi in taluni casi difficili, in cui mio malgrado aveva dovuto aprire pupille disuguali, come ancora in tutti que' casi, nè quali la disuguaglianza del campo sano, ne' due occhi rendeva impossibile aprire le due pupille artificiali di una dimensione uguale fra loro ; talchè sembrava avressimo dovuto contentarci di aprire la nuova pupilla in un solo occhio.

Riguardo al successo delle operazioni di cateratta, e pupilla artificiale parmi dimostrato chiarissimamente da quel tanto che ho esposto nel volume II° e III°, che nè il clima, nè le stagioni possano aver influenza di sorta alcuna, ma più di tutto importa che le regole da me determinate nella citata opera sieno eseguite diligentissimamente; nel III° volume in fatti ho spiegato con somma precisione tutte le regole che ho potuto determinare per la pratica dell' operazione della cateratta, ed in generale bisogna tenersi ai principii che seguono.

1° Devesi evitare la contusione de' principali rami del quinto pajo de' nervi;

2° La contusione dell' iride;

3° Una commozione assai prolungata dell' organo della vista;

4° Un accumulo di sensibilità che nella mia opera ho indicato sotto il nome di *elevazione di sensibilità nervosa*;

5° La presenza prolungata di corpi stranieri, o de' loro equivalenti ;

6° Da ultimo dirò che l'oggetto il più importante da prefiggersi consiste nel preservare l' organo della vista da' danni che porta la suppurazione, e da una certa tendenza alle flegmasie consecutive, la quale suole perdurare spesso per più settimane, dopo che è stata praticata l'operazione, siccome ho dimostrato con molti esemp ; vedi volume III° opera citata.

È spesso indifferente al chirurgo guarire il suo infermo di prima intenzione, come diciamo, oppure vederlo guarito, dopo, che la ferita abbia suppurato, e ne sieno uscite materie marciose, ma non è così per l' oculista essendochè la supurazione induce atrofia, e quindi l'occhio si perde interamente : per noi la perdita d' un' occhio, e posso dirlo, la morte dell' infermo, che vogliamo guarire.

Ho pubblicato varie memorie intorno al metodo misto da me inventato, onde riuscire in certi difficili casi di cateratta, e ne avea già dato conto nel volume III° di questa mia opera, che venne pubblicato l'anno 1827 : anzi in quel libro vi è un prospetto di tali operazioni da ma praticate con ottimo successo fin dall' anno 1810 e 1811. Il dottor Jungken ha eseguito le medesime operazioni in Berlino con ottimi effetti l'anno 1835, ed ha pubblicato subito una memoria in cui ne dà conto, e se ne dichiara l' inventore, quantunque fin dal 1827, avesse egli la mia opera. Io gli cederò un tale onore ben volontieri, se mai dopo aver letto il mio terzo volume, alcuno vorrà rapportarsi alle sue parole.

Nell' anno 1836 ho praticato nella nostra clinica le prime operazioni di cateratta col metodo della *doppia depressione;* ma soltanto al principiare del 1838 ho potuto determinarne le regole e le convenienze per addattarlo ai casi, ove sarebbe più opportuno. Credo inutile esporre dinanzi a voi tutte le regole le più precise, perchè essendo esperti in questa materia, basterà il dire, che la mia operazione si pratica mediante due aghi introdotti in due parti opposte dell' occhio, avendo per iscopo di meglio dominare, e far cadere sotto il livello della pupilla, stabilmente la cateratta nel corpo vitreo; dal che risulta una depressione più completa, pronta, e durevole che non è la celsiana; anzi basterà a lor signori fermar l' occhio su questa figura, che ho copiata dal vero, e che sottometto alla loro osservazione (vedi Tav. I. fig. 4 et 5.), e subito sarà chiara la regola da tenersi. Quanto alla dimostrazione sulla probabilità del succeso, parmi, che la più chiara prova dedur si possa dal giornale officiale de' 18 giugno 1858, in cui per ordine del ministero vennero pubblicati i nomi degl' infermi da me curati col citato metodo nella primavera allora scaduta, e quelli ancora delle persone ben conosciute in quella capitale, presenti alle mie operazioni, che vollero accertarsi de' buoni successi; in quindici casi d' operazione, quindici guarigioni felici.

Io depongo questo documento officiale al vostro segretariato, e mi troverete ognora disposto a darvi tutti gli schiarimenti che vi parranno opportuni; ma unicamente debbo pregarvi a voler discutere le cose, o ristretti in piccioli crocchi, oppure trattandone per iscritto, mentre non potrei nella vostra lingua sostenere lunghe discussioni in pubblico, e dar conto a molti, che affacciassero difficoltà ad un tempo.

Se poi vi fosse a grado sperimentare il citato metodo, io mi offro intervenire per darvi le prove di fatto; tanto negli ospedali, che altrove, e mi vedrete eseguire l' operazione e curare gl' infermi dinanzi a voi, onde metter le cose in chiaro, che anzi se aveste desiderio di eseguire il detto metodo voi medesimi io mi farò un pregio di potervi coaduvare con tutta la diligenza necessaria, perchè ne vediate i notabili vantaggi, e vi sieno provati dall' esperienza.

# SPIEGAZIONE

## DESTINATA A COMPIERE LA MONOGRAFIA.

### INTORNO AL METODO

## DELLA DOPPIA DEPRESSIONE.

Un errore quasi generalmente addottato trovasi oggidì presso molti uomini illuminati, ed anche fra i nostri colleghi, ed è che l' operazione della cateratta non presenti delle grandi difficoltà nella pratica, e che il buon successo sia quasi sempre immancabile.

Ma basti il dire che dopo aver io tenuto dietro ad un gran numero di abili oculisti in Italia, in Francia ed altrove, ho potuto convincermi che il più delle volte nella metà almeno de' casi in cui è stata eseguita la sudetta operazione, è mancato il successo buono : in fatti il celebre Dubois soleva dire, secondo la sua buona coscienza : *Bisogna confessare che l' operazione della cateratta è la più dilicata, la più difficile, ed incerta di tutte le operazioni chirurgiche.*

Quel grand uomo aveva ragione, ancorchè al primo annunzio la citata sua opinione mi sembrasse un pò esagerata : e ciò l' ho ben conosciuto dopo avere formate le mie tavole statistiche, e fra l'altre quelle delle depressioni praticate seguitando appuntino gl' insegnamenti del nostro Scarpa; poichè il risultamento fu una perdita di successo di 54 occhi, ogni 100 sottoposti all' operazione; i successi ottenuti dal celebre Jacopi, e dal valente Panizza essendo stati da me esaminati con ogni precisione mi provano all' ultima evidenza, che al primo è mancata la guarigione felice nell aproporzione di sei decimi, ed il secondo ha perdutoi ntorno a quattro decimi ne' casi di depressione, ed ambedue usato aveano lo stesso metodo; è bene avvertire che parlasi quì di occhi; talchè più fiate un' occhio solo venne assoggettato all' operazione senza utilità; ma l' altro ricuperò ottimamente la vista; e per tal modo quantunque una delle due operazioni fosse riuscita inutile, l' individuo non rimase cieco.

Conosciuta l' incertezza del metodo celsiano mi sono adoperato a praticare l'estrazione per la cornea, ed ho tentato anche il metodo laterale, cioè per la sclerotica, ponendoli ambedue alla prova dell' esperienza; ma l'estrazione anteriore ossia il taglio della cornea mi portò i più felici effetti, perchè in generale la perdita non fu che in ragione del quindici per cento, e l'estrazione per la sclerotica rimase infruttuosa nella proporzione di sei decimi, talchè il mio metodo prediletto da molti anni in quà è l'estrazione per la cornea, la quale in più casi mi ha portato la guarigione felice fino alla ragione di 94 per 100.

Ad onta di questi successi spiacevami, che i più saggi notassero la difficoltà inerente al mio modo di operare; talchè accordavano che fosse stato da me perfezionato in molte parti quel metodo; ma notavano per altro esser necessaria una mano abilissima, ed una molto estesa pratica, onde riuscir potesse felicemente, per la qual cosa feci varie indagini, e dopo aver tentato il metodo misto, nel 1836 vennemi in pensiero di praticare questa doppia depressione, la quale fu ridotta ad una maggiore perfezione nel 1838, siccome di sopra ho detto.

METODO DA ME SEGUITATO.

Dopo aver dilatata la pupilla, mediante l'estratto di belladonna, incomincio da portare verso il canto interno dell' occhio il mio ago a falcetta, che spingo attraverso alla sclerotica in distanza di una linea appena dal margine della cornea, e poi lo faccio passare fra l'iride, e la cateratta; indi lo urto indietro, ed in basso facendo reclinare la cateratta verso l'angolo interno senza aver lacerata la cassula; se dopo ciò quella rimane depressa, ritiro l'ago, passati che sieno appena due o tre secondi, ed in questi casi non pratico più la *doppia depressione;* ma se veggo rialzarsi la cateratta, prendo l'ago del D. Bowen, e lo impianto sulla sclerotica verso l'angolo esterno alla distanza di 3 o 4 linee dal margine della cornea, e lo faccio avanzare colla sua punta verso il centro dell' occhio, e poi lo faccio passare fra la cateratta, e l'iride; e ciò eseguito lo porto contro la cassula, e contro la lente maneggiandone la sua parte estrema, come si adoprerebbe una zappetta da chi volesse rompere la terra, e battendo le dette parti dall' avanti all' indietro col detto ago, e spingendovi sopra il corpo vitreo; tanto adopero finchè rimangono depresse, e almeno ben lacerate la cassula e la lente.

In tutti i citati casi ho notato con grande soddisfazione, che nei contorni delle due ferite sviluppasi dopo un giorno o due leggiera flogosi, e pochi vasellini irrigati di sangue si fanno palesi fintantochè sieno formate e consolidate le cicatrici; ma raro è il caso, che la detta infiammazione si estenda su tutta la sclerotica, o fino alle sottoposte membrane, o fino all'iride, anzi tutti i citati individui sono guariti con pochissime cure, ed in termine di tre settimane.

L'idea di adoprare due aghi mi è venuta dall'avere osservato, che nella massima parte de' casi di depressione celsiana, la cateratta si distacca facilmente dal lato opposto a quello per cui l'ago è penetrato attraverso alla sclerotica; giacchè il punto d'inserzione diventa un punto fisso e l'estremità dell'istromento corrisponde all'estremità di una leva, la quale urta la cateratta, e la distacca molto facilmente; ma per lo contrario il collo dell'ago essendo contenuto dai margini della ferita non può agitarsi, nè allontanare la cateratta senza molta difficoltà e nelle mosse dell'istromento i contorni della ferita possono essere contusi, e soffrono moltissimo.

Queste spiegazioni servono a dimostrare anche in teoria l'utilità del mio metodo.

Ma taluni mi opporranno, che invece di una ferita ne abbiamo fatto due, al che risponderò che in tutti i casi di ventose scarificate si praticano da dodici fino a venti scarificazioni fatte per via di una lancetta, eppure guariscono in pochissimi giorni; sempre l'oculista dovrà tener presente, che basta non far contusioni ai margini delle ferite, onde guariscano prontamente, e che gioverà non mantenere a lungo discostati i detti margini, se si vuol che guariscano di prima intenzione. Impiegando il mio metodo abbiamo il vantaggio , che la durata del maneggio degli aghi resta divisa in due tempi, e su due ferite invece; di agire su di una sola, e che non dovendo quelli dibattersi lungamente; perchè la leva, che agisce sulla cateratta è la più favorevole (ad onta che vi sieno due ferite); l'operazione è più pronta, anche a motivo che la cassula, la cateratta urtate per due lati opposti cadono più prontamente rimanendo isolate per via dell' introduzione de' due aghi i quali possono agire liberamente colla loro punta. Io mi rammenterò sempre aver veduto il professore Scarpa maneggiare l'ago per 20 minuti, e qualche volta arrivare ad impiegarne 45 prima di aver distaccata, e reclinata la cateratta, che sempre rimontava; e le dette operazioni vennero seguitate da iritidi gravissime.

Tenendo presenti questi principj io non dubito che ogni buon professore andrà convinto dell' utilità del mio metodo, e saprà regolarne l'esecuzione talchè parmi avere ormai esposte chiaramente tutte le regole necessarie all'esecuzione di esso metodo, ed aver di esso data la dimostrazione provandone l'utilità per teoria e per l'esperienza avuta ne' quindici casi esposti di sopra, e così il mio discorso corredato di una tavola bene dilucidata, e di questa spiegazione sembrami costituire una vera monografia del metodo di doppia depressione.

PER LE STAMPE DI DUCESSOIS, QUAI DES AUGUSTINS, 55.

## PAR LA DÉPRESSION CELSIENNE, etc.

---

**I<sup>er</sup> ÉPOQUE.**

30 ans après J. C., à Rome.

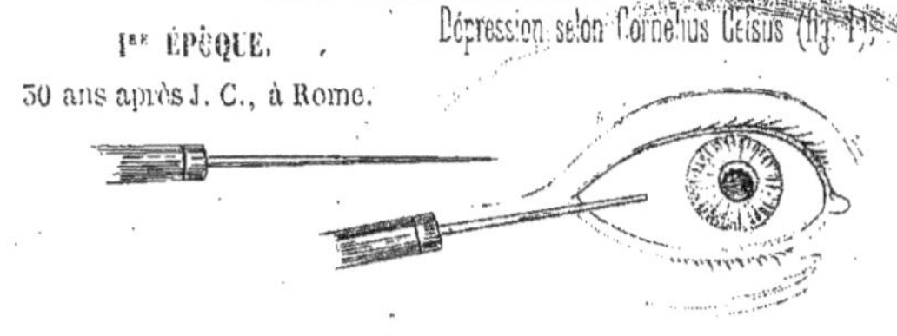


Méthode de dépression décrite pour la première fois par CORNÉLIUS CELSUS, mais pratiquée en Grèce et à Rome par des charlatans venus de l'Asie ou de l'Égypte (Voyez CORNELIUS CELSUS).

---

**II<sup>me</sup> ÉPOQUE.**

900 et 1100 après J. C. par les Arabes, en Espagne.

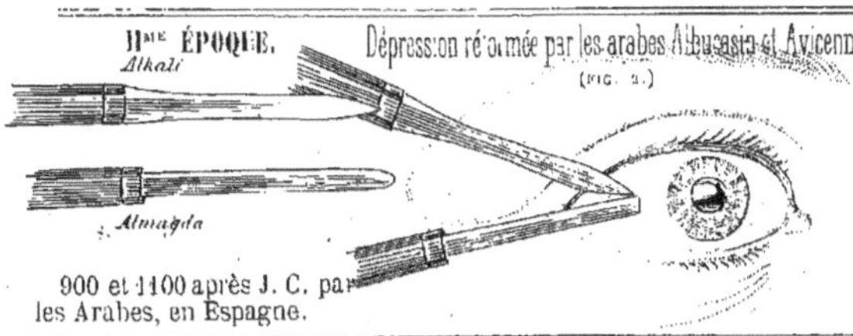


Dépression Celsienne perfectionnée par les Arabes en Égypte et en Espagne ; elle a été importée par des charlatans venus de l'Asie (Voyez ALBUCASIN et AVICENNA).

---

**III<sup>me</sup> ÉPOQUE.**

1800 après J. C., à Pavie.

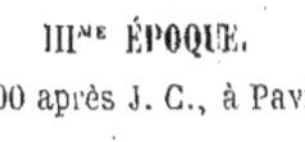


Dépression Celsienne perfectionnée par A. SCARPA, à Pavie, en 1800.

---

**IV<sup>me</sup> ÉPOQUE.**

1858 après J. C., à Naples.

Œil copié de Christina Abamonte, qui a été guérie au moyen de la double dépression, le 20 mai 1858, par J.-B. Quadri, dans la Clinique de Naples.

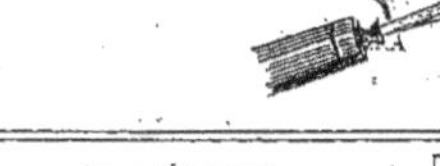


Double Dépression inventée et pratiquée à Naples, dans le printemps de l'année 1858, par J.-B. QUADRI. (Voy. le Journal officiel des Deux-Siciles du 18 juin 1858.)

Œil dessiné d'après nature sur une enfant âgée de 19 mois, nommée Élisa Cério, née à Campobasso, qui a subi cette opération à Naples, le 13 mai 1858; elle a mangé un gâteau de Savoie pendant la durée de l'opération.

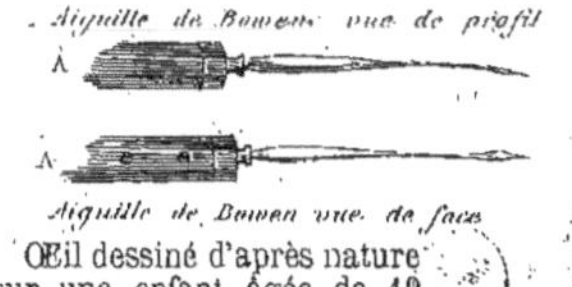


Aiguille en forme de faux, inventée par J.-B. QUADRI.

---

Découverte dédiée à S. M. Louis-Philippe 1<sup>er</sup>, par J.-B. Quadri. (Paris, mars 1843).

www.ingramcontent.com/pod-product-compliance
Lightning Source LLC
LaVergne TN
LVHW012304050726
842524LV00004B/1203